De Crozant.

T^e 48
34

FIÈVRE TYPHOÏDE.

EXAMEN

DE LA MÉDICATION ÉVACUANTE DANS SES EFFETS CURATIFS ET SON ACTION SUR
LA MARCHE DE CETTE MALADIE;

Par M. L. de CROZANT,

INTERNE DES HÔPITAUX.

In observatione ars medica.
BAGLIVI.

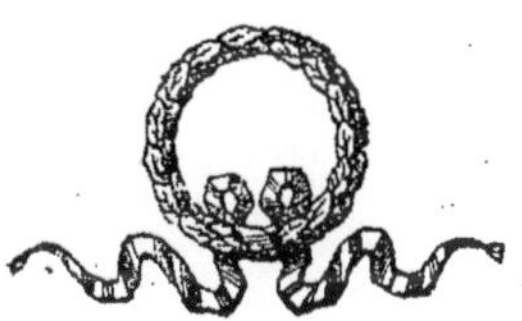

PARIS,

IMPRIMERIE ADMINISTRATIVE DE PAUL DUPONT,

Rue de Grenelle-Saint-Honoré, n° 55.

1844.

FIÈVRE TYPHOÏDE.

PARIS. — IMPRIMERIE DE PAUL DUPONT ET Cie,
Rue de Grenelle-Saint-Honoré, 55.

FIÈVRE TYPHOÏDE.

EXAMEN DE LA MÉDICATION ÉVACUANTE DANS SES EFFETS CURATIFS ET SON ACTION SUR LA MARCHE DE CETTE MALADIE.

Par M. L. de CROZANT,

INTERNE DES HÔPITAUX.

Tout a été dit, je crois, sur la nature de la fièvre typhoïde, sur ses formes, son étiologie, sa spécificité. Chaque auteur a eu sa manière d'envisager cette affection, et, par suite, un nom à lui attacher et un traitement qui devait être la déduction logique de l'idée qu'il se formait de cette maladie. Je me garderai bien de reproduire les opinions qui ont ont toutes joui de plus ou moins de faveur ; ce serait imprudent et inutile pour les faits que j'ai à exposer, car le plus grand mal de ces plaidoiries *à priori* est certainement d'introduire des idées préconçues, de fixer les esprits sur l'une ou sur l'autre de ces théories dont on adopte alors toutes les conséquences, et qu'on défend avec d'autant plus de ténacité qu'elles sont plus attaquables. L'amour-propre s'en mêle, on devient exclusif, tranchant, et on méconnaît alors la vérité sous quelque forme qu'elle se présente. Ces explications hypothétiques, dont on subit l'empire, font repousser l'observation de tous les jours et rendent impuissants les faits les plus saillants et les plus expressifs. Disons donc seulement que, sur la fièvre typhoïde, toutes les hypothèses ont été mises en avant avec assez de talent et d'habileté pour entraîner les esprits, toutes ont été plus ou moins prônées, depuis les plus simples jusqu'aux plus subtiles et aux plus mystérieuses, et nous pouvons ajouter que ce ne sont pas les dernières qui ont eu le moins de prosélytes et de partisans, grâce à cette tendance étrange, mais constante, que nous avons à admettre toujours les explications les plus occultes et les plus vagues, de préférence aux démonstrations simples, faciles et d'une évidence presque grossière.

Pour examiner cette question avec impartialité et par conséquent avec fruit pour le malade, il faut consentir à un sacrifice indispensable qu'on n'a pas voulu faire jusqu'à présent ; il faut se dégager de toute espèce de sentiment préjugé sur ce sujet, oublier pour quelques instants les théories qu'on s'est imposées, renoncer à toute idée préconcně qu'on peut avoir sur cette maladie, et surtout aux indications thérapeutiques qu'on se croit en droit d'en retirer.

Que le lecteur, qui me saura gré sans doute de m'abstenir de toute exposition théorique, consente donc à se placer dans les même conditions d'indépendance d'esprit, et à ne voir que par les faits cliniques et les observations qu'il lui sera facile de répéter et de contrôler avant d'arrêter son opinion.

Il y a un fait d'observation qui domine toute l'histoire de la fièvre typhoïde, fait signalé par MM. Delaroque et Beau, qui n'a pu échapper à la sagacité d'aucun de nos grands observateurs, mais que la nature de leurs idées ne leur a pas permis d'apprécier à sa juste valeur, fait auquel ils n'ont pu attribuer toute l'importance qu'il a effectivement, et dont ils ne pouvaient ainsi admettre toutes les conséquences thérapeutiques. Quel que soit le traitement que l'on suive dans le cours d'une fièvre typhoïde, on la verra toujours se juger par des évacuations abondantes. C'est un fait qui n'est pas contestable (et dont on peut se convaincre en lisant les nombreuses observations citées par M. Gaultier de Claubry dans son livre et publiées dans un tout autre but, et entre autres aux pages 96, 116, 162, etc...). Il est aussi très-facile de se convaincre qu'après ces évacuations le mieux est presque instantané. Le ballonnement du ventre cesse, le délire disparaît, le malade retrouve un peu de calme, la figure perd aussi cet air de stupeur si caractéristique dans les cas graves de cette affection. Si on examine les selles que le malade a rendues, leur abondance, leur fétidité, il sera très-facile de se rendre compte du bien-être que leur expulsion a déterminé. Si, dans l'étude de la médecine, et surtout dans le traitement d'une maladie, il est permis de saisir les rapports de cause à effet et d'apprécier directement l'influence d'une méthode thérapeutique, c'est certainement dans le cas que je signale, et il n'est pas d'action plus évidente et plus facile à saisir si ce n'est l'extirpation d'une épine qui, par sa présence, irrite, altère les tissus et trouble toutes les fonctions.

Il ne faut pas confondre ces selles critiques avec les déjections légères de matières liquides, claires, citrines, que rendent souvent sans soulagement notable les malades atteints de fièvre typhoïde ; c'est de la sérosité que la muqueuse intestinale sécrète en abondance, probablement pour faciliter le passage des matières qui l'irritent et déterminer leur excrétion. Ces selles qui constituent le dévoiement léger de ces malades ne peuvent donc pas, et surtout ne doivent pas être confondues avec les selles bienfaisantes dont je parlais tout à l'heure, qui sont composées de bile, de matières fécales, et qui sont d'une abondance et d'une fétidité extrêmes. Ce phénomène peut échapper à un médecin dans un service d'hôpital, parce que les malades ont des chaises communes à plusieurs d'entre eux, ou sont nettoyés ou assistés par des infirmiers négligents qui n'apportent pas une grande surveillance dans leurs soins ; mais il est bien rare qu'en ville, les parents du malade ne soient pas frappés de cette circonstance et ne la signalent pas au médecin. C'est à l'hospice de la Salpêtrière, en soignant plusieurs personnes employées dans la maison, que j'ai pu me convaincre de la vérité de ce fait.

D'une autre part, au commencement de la fièvre typhoïde, le malade se plaint d'amertume de la bouche, de nausées, de pesanteur à l'épigastre, de céphalalgie ; la langue est sale, l'inappétence constante ; en un mot, le malade présente tous les signes d'un embarras gastrique dont il est souvent difficile de distinguer une fièvre typhoïde à son début. Si dans ces circonstances le malade vient à vomir naturellement, ou autrement, des matières bilieuses, il y a alors dans la maladie un temps de repos bien marqué, et pour le malade un moment de calme et de bien-être qu'il est le premier à reconnaître et à signaler.

Remplir ces deux indications de la nature, voilà tout le mystère du traitement par les évacuants : donner dès le début de l'affection un ou deux vomitifs, ou émétocathartiques, continuer les jours suivants l'administration de purgatifs salins jusqu'à ce que, même sous leur influence, les selles deviennent rares et peu abondantes et qu'en même temps le gargouillement disparaisse, la fièvre tombe, etc., etc..., voilà toute la science et toute la difficulté de cette formule, qui n'a d'autre défaut que d'être trop simple et trop naturelle, défaut réel, parce que, je le répète, nous aimons peu la science facile et sans voile, qui n'exige pas grands frais d'imagination et grande contention de l'esprit. Il est inutile d'ajouter que ce traitement ne met aucun obstacle à l'emploi des adjuvants, tels que sinapismes, vésicatoires, antispasmodiques, etc., quand ils sont indiqués. La saignée ne doit jamais être employée ; si par hasard elle n'augmente pas le délire, le ballonnement du ventre, et ne nuit pas au malade d'une manière appréciable, elle rend toujours la convalescence d'une difficulté et d'une lenteur extrêmes. C'est le précepte des praticiens les plus habiles des siècles passés ; Sydenham, Pringle, Zimmermann, Stoll, Baillou, etc., etc., et Baglivi lui-même la regardent comme un FACHEUX ACCIDENT dans la fièvre maligne. Il est facile en effet de soupçonner tout le tort que doit faire la saignée à des malades chez lesquels le défaut de réaction se signale par des escarres gangréneuses, un anéantissement général, qui présentent souvent des bruits de souffle au cœur et dans les carotides, et tous les signes d'une chloro-anhémie bien prononcée. Il faut donc, ainsi que le fait M. Delaroque, le principal prôneur de cette méthode de traitement, sitôt que la fièvre est tombée, donner des toniques qu'on abandonne pour reprendre les purgatifs pendant quelques jours, s'il se manifeste de nouveaux accidents du côté du ventre, si la fièvre s'allume, etc., etc... C'est ainsi qu'on diminuera d'une manière très-remarquable la gravité de cette fièvre et qu'on abrégera la longueur de la convalescence qui la suit, convalescence ordinairement lente, difficile et trop souvent fatale.

Le grand nombre de faits qu'il m'a été donné d'observer, m'a prouvé que cette méthode de traitement est d'une efficacité presque constante, que lorsqu'elle n'enraye pas immédiatement la maladie, elle la dépouille de toute gravité, et la change en ce que les anciens appelaient une synoque bilieuse simple. C'est cette proposition que je désire soutenir dans ce Mémoire. Je m'attacherai, à cet effet: 1o à montrer la grande supériorité des évacuants sur tous les traitements vantés jusqu'à ce jour contre la fièvre typhoïde ; 2o à indiquer les modifications différentes imprimées à la maladie par cette méthode de traitement.

Pour démontrer la valeur thérapeutique d'un médicament, deux moyens sont habituellement employés en médecine : la statistique d'une part qui relate sans examen, sans critique, les résultats, sans présenter les faits dont ils découlent ; d'autre part, à l'exposition de faits choisis. Je dois employer ces deux moyens, quoique je sois bien loin d'avoir en eux la même confiance. La statistique jouit encore d'une grande faveur, et cependant personne n'y a confiance, chacun ne croit qu'à la sienne, non qu'on suspecte la bonne foi ; mais la statistique des autres est mal faite, avec des faits mal interprétés, mal diagnostiqués, avec des renseignements inexacts, peu d'habitude dans l'art de manier les chiffres, sans compter les erreurs matérielles qu'on pourrait facilement démontrer chez les statisticiens les plus renommés. Cette méfiance est toute naturelle et toute légitime, puisqu'on voit la statistique servir avec la même bienveillance les opinions médicales les plus opposées, et fournir aux auteurs les plus divergents des résultats dont ils ont tous le droit de se louer. Les questions médicales, et surtout celles de thérapeutique, sont entourées de beaucoup trop de causes d'erreurs, pour qu'elles puissent être formulées en chiffres. Il suffit, du reste, pour se convaincre de cette vérité, de lire les discussions entre MM. Moreau de Jonès, de Monferrand et Arago, à propos de la *vie* *moyenne* de l'homme, question bien simple en apparence, pour se faire une idée des étranges causes d'erreurs qui se présentent à chaque pas dans un relevé statistique. Aussi, pour la fièvre typhoïde, les attaques continuelles des médecins indiquent jusqu'à quel point on peut soupçonner la valeur de ces relevés. Ecoutez la critique, et elle vous dira que M. *** qui a de très-beaux résultats voit des fièvres typhoïdes partout, que tel autre ne convient jamais de la mort d'un malade atteint de cette maladie dans son service, qu'il invoque toujours à cet effet une pneumonie, une pleurésie ou toute autre affection *intercurrente*. Il faudrait donc pouvoir, avant de faire une statistique, quelque courte qu'elle soit, prévoir toutes ces objections, et y répondre : il faudrait un volume.

Si, avec ma répugnance pour le relevé statistique et le peu de confiance que je suppose aux lecteurs, je m'abstenais de citer des chiffres et de présenter le résultat brut du service dans lequel j'ai été pendant cette année, on ne manquerait certainement pas de supposer ce résultat peu avantageux pour l'opinion que je soutiens; et comme il est au contraire très-brillant, quoique fait avec une rigueur extrême, je le donnerai, mais après avoir terminé la partie principale de ce travail, l'examen de la médication évacuante dans ses effets curatifs, et son action sur la marche de la fièvre typhoïde.

Le second genre de preuves, bien autrement probant et décisif à mon avis, s'appuie sur les observations prises au lit du malade, revues avec soin, dont on a élagué les faits inutiles, assez détaillées pour qu'aucune des choses importantes ne soit omise, mais débarrassées des circonstances inutiles et des détails minutieux qui ne servent qu'à enfouir les remarques intéressantes qu'on voudrait mettre en saillie. Cette méthode est plus certaine que la précédente et plus propre, je crois, à entraîner la conviction, parce qu'elle vous met à même de voir les choses par vous-même et qu'elle n'expose à aucune chance d'erreur. On est en droit de compter sur le succès si ce qu'on expose est vrai, si on parvient à retracer fidèlement ce qu'on a vu, et si on réussit à faire assister le lecteur au spectacle qu'on a eu sous les yeux pendant le cours de la maladie. Si j'arrive à retracer avec exactitude mes impressions, je puis espérer convaincre les lecteurs; car, dans le traitement de la fièvre typhoïde par les évacuants, il y a des cas dans lesquels l'influence du remède, est si rapide et si expressive, qu'ils ont plus d'éloquence que tous les relevés statistiques. J'ai vu, je crois, traiter la fièvre typhoïde par tous les systèmes, aucun d'eux ne m'a laissé une impression semblable à celle que produit l'étude de cette médication. Il est des cas, en effet, où l'action du traitement est si manifeste et si prompte, que le doute est impossible, le mieux est quelquefois instantané, le malade lui-même, quand il a sa connaissance, sait en apprécier toute la valeur et réclame souvent la continuation du traitement.

Ce résultat, quelquefois miraculeux, peut une fois, quoique difficilement, être pris pour une coïncidence, un hasard ; mais quand il se répète toujours et dans les mêmes circonstances, et dans les mêmes formes ; lorsque surtout, trompé par ce bien-être subit, on cesse tout traitement, et qu'on voit alors les accidents reparaître avec toute leur gravité primitive, il est impossible de ne pas voir là un rapport de cause à effet et de ne pas se faire dès lors une conviction inébranlable. Bien des faits de cette nature se sont présentés à mon observation pendant cette année. Il m'est arrivé plusieurs fois, après un de ces changements brusques et complets, de renoncer moi-même au diagnostic que j'avais porté la veille, et de le voir se confirmer de nouveau par une suspension trop prompte du traitement. Voici l'histoire d'une jeune fille chez laquelle le fait a été bien saillant, et ce n'était pas la première de ce genre qui s'offrait à mon observation.

Obs. I.—Au nº 1 de la salle Sainte-Adélaïde, est couchée une jeune fille de 22 ans, d'une constitution assez robuste et d'un tempérament un peu sanguin. C'est une fille de la campagne qui a vu ses règles pour la première fois à 16 ans, qui depuis lors les a eues avec beaucoup d'exactitude ; elle habite Paris depuis six mois ; elle est occupée dans une maison à faire la cuisine et le ménage ; elle s'est toujours bien portée et n'a éprouvé aucune peine morale. Il y a huit jours elle a eu plus d'occupation que de coutume à la suite d'un déménagement ; elle est restée, dit-elle, un peu courbaturée. Depuis lors elle est devenue de plus en plus faible ; elle a voulu lutter contre le mal, mais des étourdissements continuels et un violent mal de tête l'ont forcée de s'aliter avant-hier. Elle n'a pu se lever depuis, la céphalalgie a beaucoup augmentée, une fièvre violente s'est manifestée, quelques nausées sans vomissements ; deux selles liquides, hier et avant-hier, après une constipation de six jours. L'inappétence et l'amertume de la bouche, qui avaient commencé à se manifester depuis sept jours, sont extrêmes. Deux épistaxis dans la journée d'hier.

Le 21 janvier, à la visite du soir, je constate chez cette malade un anéantissement complet des forces, décubitus dorsal, les narines sont sèches et pulvérulentes, les yeux tristes, fixes, très-humides et se fermant à moitié, les pupilles sont dilatées ; l'ouïe un peu dure ; les réponses que fait la malade sont lentes, difficiles, diffuses ; intelligence paresseuse, mais assez saine, un peu délirante au moment de son arrivée ; la figure en général exprime une grande stupeur.

Bouche et lèvres sèches, un peu fuligineuse ; la langue rouge sur les bords et à la pointe, recouverte dans son milieu et surtout en arrière d'un enduit blanc sale très-épais avec une plaque jaune ouverte en V en avant ; bouche excessivement amère, quelques envies de vomir, inappétence, soif très-vive ; pas de douleur à l'épigastre ; ventre modérément ballonné, assez souple, de la matité dans la région des deux fosses iliaques avec un peu de douleur à la pression, mais peu marquée ; rate et foie à l'état normal ; gargouillement nombreux et à très-grosses bulles à gauche ; pas de selles depuis hier. Pas d'expectoration ni de toux ; la poitrine résonne bien dans toutes les parties, et la respiration est partout normale. Rien au cœur, si ce n'est l'accélération de battements en rapport avec ceux du pouls qui donne 124 à 128 pulsations à la minute ; il est assez plein et résistant. Un léger souffle dans la carotide droite ; la peau est chaude et très-sèche ; céphalalgie sus-orbitaire des plus intenses ; urines peu abondantes, pas de taches lenticulaires. Le diagnostic n'était pas douteux, je prescrivis à 4 heures du soir 10 centigrammes de tartre stibié et 15 grammes de sulfate de soude. Pendant toute la soirée, vomissements bilieux très-abondants que la malade évalue à un demi-seau. Selles au nombre de sept, presque toutes composées de matières fécales liquéfiées et d'une fétidité repoussante : la première contenait des matières moulées et très-dures.

Le 1er février, à la visite, le changement est complet chez la malade, elle a reposé presque toute la nuit et sa figure a perdu toute trace de stupeur, elle a recouvré sa sérénité habituelle. Tous les signes que j'avais constatés la veille ont disparu, sauf la faiblesse qu'elle dit être extrême. La langue est nettoyée et la malade demande à manger. Le pouls est à 80, la peau modérément chaude, un peu sèche. Devant une pareille transformation je dus croire m'être trompé la veille, et M. de Laroque, ne voyant non plus rien de grave, prescrivit de la limonade sucrée et des bouillons.

La malade se trouva bien pendant une partie de la journée, et le soir à 3 heures 1/2 quand je la vis il n'y avait rien de nouveau. A 6 heures du soir elle est prise, sans frisson, d'une fièvre violente avec agitation et un peu de délire pendant la nuit ; elle n'avait pas eu de selles toute la journée.

Le 2 février, elle présentait de nouveau tous les symptômes de la fièvre typhoïde bien caractérisée, et qui, cette fois, ne fut pas enrayée aussi vite, et qui eut ses phases habituelles. M. de Laroque prescrivit les purgatifs ce jour-là et les jours suivants.

Le 4 février, un peu de mieux, le pouls est à 90, il y a peu de céphalalgie, toujours du gargouillement. Elle a eu 6 selles dans la journée d'hier.

Le 5 février, dans le même état qu'hier, des taches lenticulaires nombreuses sur le ventre et la poitrine ; 6 selles pendant la journée.

Les symptômes, quoique sans gravité, persistèrent jusqu'au quinzième jour de son entrée, le dix-septième de la maladie.

Le 14 février, la malade était sans fièvre et sans gargouillements ; 3 selles seulement dans la journée, quoiqu'elle eût pris une bouteille d'eau de Sedlitz. La peau a perdu de sa chaleur et de sa sécheresse. La malade est mise aux toniques, limonade vineuse, vin de Bordeaux, 1 portion, volaille.

Le 15 février, sudamina nombreux sur le ventre et dans la fosse sus-claviculaire. La convalescence se continua sans accident, la malade reprit assez lentement ses forces et elle sortit le 4 mars, trente-trois jours après son entrée.

Si dans ce cas il pouvait rester du doute sur le diagnostic de la maladie à cause seulement de la disparition subite et complète des symptômes, la suite est bien venue prouver que l'éméto-cathartique avait dompté une véritable fièvre typhoïde, et il est infiniment rationnel et sage d'admettre que si l'on avait continué l'emploi des évacuants, la malade en aurait été quitte pour quelques jours d'alimentation et de réparation générale, tandis que ce temps d'arrêt dans le traitement a permis à la maladie de reprendre le dessus, et d'exposer la jeune fille aux dangers d'une fièvre typhoïde qui, quelque légers qu'ils soient, entraînent toujours une grande débilité.

Un fait à peu près semblable m'est arrivé l'année dernière ; mais, dans ce cas, c'était plus de ma faute, parce que, peu habitué à ce traitement, je consentis à le suspendre pour laisser reposer la malade, et par le fait de cette hésitation qui aurait pu être funeste, je reculai d'un septenaire, une guérison que je rendis plus incertaine, et je vis reparaître des accidents très-graves qui pendant deux jours causèrent une grande inquiétude à la famille.

Obs. II.—Mlle Laget, fille du concierge de l'hospice de la Salpêtrière, tomba malade le 6 juin 1843. D'une constitution délicate, elle s'était assez bien portée jusqu'alors, sauf quelques accès de fièvre et quelques suspensions de menstrues ; depuis quinze jours elle éprouvait du malaise, de la courbature, de la faiblesse, défaut d'appétit, amertume de la bouche, céphalalgie, un peu de dévoiement, etc. etc. Elle continua à travailler jusqu'au 6 juin, ce jour-là elle ne put se lever, sa faiblesse était extrême ; des étourdissements toutes les fois qu'elle mettait le pied hors du lit ; épistaxis dans le courant de la journée ; suspension du dévoiement ; de la toux grasse, expectoration en petite quantité, de la dyspnée, un peu de douleur au côté gauche de la poitrine. La journée du 7 fut encore plus alarmante pour les parents qui, jusqu'alors, ne s'effrayaient pas. Dans la nuit du 7 au 8, agitation extrême, délire ; la malade veut se lever et sortir, pas de sommeil ; le lendemain 8, je suis appelé, je trouve la malade dans un état très-grave, l'œil abattu et injecté ; stupeur ; abattement profond ; assoupissement continuel ; l'ouïe est dure ; la malade, quand elle entend, répond mal aux questions. La bouche est très-amère, les gencives et les lèvres sèches et fuligineuses, pas de pulvérulence des narines, langue jaune très-chargée, soif vive, anorexie. Ventre ballonné, l'abdomen présente 5 taches lenticulaires, 2 dans le dos ; gargouillements à gauche, matité dans le même point, avec douleur à la pression. Pas de selles hier et avant-hier. Pouls à 116, peau brûlante. Sonorité de la poitrine bonne partout, sur tous les points on entend un peu de râle sibilant.

10 centigrammes de tartre stibié et 15 grammes de sulfate de soude, 3 pot de groseille, sinapismes aux pieds, diète.

Le 9, la malade n'est plus reconnaissable, elle sourit et me reproche de l'avoir tant purgée. La mère me dit qu'en effet elle avait été elle-même épouvantée de la matière infecte et de la quantité de garde-robes qu'elle évalue avoir été de 15 à 18. Le ventre est souple et présente encore des gargouillements, et une très-légère douleur qu'éveille la pression dans le flanc gauche. La nuit a été assez bonne, elle a dormi cinq heures ; pas de délire, le pouls est à 96, la peau encore chaude et sèche. Pour plaire à la malade, je ne continue pas les évacuants, j'ordonne groseille 3 pots. Diète.

10. Comme chez la précédente les accidents ont reparu le soir, la nuit fut très-mauvaise.

Le lendemain matin je la trouvais dans un état aussi grave que les jours précédents. Le ventre était ballonné de nouveau ; le pouls à 120 ; l'amertume de la bouche, la céphalalgie avaient reparu. Une bouteille d'eau de Sedlitz, 3 pots de limonade. Sinapismes.

11. Il y a eu pendant la journée précédente cinq selles liquides bilieuses mélangées de quelques parties dures, quelques efforts de vomissements sans effets. La nuit très-mauvaise, agitation extrême, délire continuel un peu de sommeil le matin. M. Beau, que je conduisis auprès de la malade, trouva son état très-grave et insista pour continuer les purgatifs. Le ventre est encore légèrement ballonné, du gargouillement. Il ne reste plus que trois taches bien appréciables. Même état de l'estomac. Les râles sibilants ne sont plus forts ; le pouls à 108. Une bouteille d'eau de Sedlitz ; 3 pots de limonade ; sinapismes ; diète.

12. Il y a eu six selles bilieuses, même état que la veille, délire la nuit, etc., etc. La malade dit avoir envie de vomir, et comme les signes d'embarras gastriques sont très-prononcés, je prescris 10 centigrammes de tartre stibié et 15 grammes de sulfate de soude.

13. Cinq vomissements de bile pure, la valeur d'un litre, et six selles très-copieuses qui ont eu le plus heureux effet ; immédiatement après les vomissements, la jeune malade s'est trouvée très-soulagée, une expectoration assez abondante a dissipé un peu la dyspnée qui la fatiguait. La nuit a été bonne, sans délire, sans agitation, avec quatre heures de sommeil. Le matin je trouve le pouls à 90. La peau assez bonne, pas de céphalalgie, le ventre souple et plat, encore du gargouillement. Les râles sibilants sont en partie disparus, en partie remplacés par des râles bullaires ; la langue est propre, la malade demande à manger ; 30 grammes de crème de tartre ; 3 pots de limonade ; diète.

14. Le mieux se soutient, les selles diminuent peu à peu ainsi que la fièvre et les autres symptômes généraux.

17, c'est-à-dire au bout de dix jours de traitement, le pouls était calme, la peau fraîche, le ventre indolent, quatre garde-robes légères la veille. Je prescris de l'angélique vineuse, du vin de quinquina, des potages et un peu de volaille. Ce traitement ne fut point interrompu, et au bout de quelques jours je n'eus plus besoin d'aller voir la malade.

Si dans ces deux cas les évacuants eussent été continués, la maladie aurait été complétement enrayée et l'on aurait certainement obtenu une de ces guérisons brillantes dont nous parlerons bientôt. Ces faits, à mon avis, prouvent d'une manière évidente l'action toute puissante du médicament, puisqu'ils montrent tout à la fois, la diminution et même la cessation complète des symptômes sous leur influence, et leur réapparition, sitôt qu'on en cesse l'administration. Peut-on supposer que ce mieux, ce temps d'arrêt, soit indépendant de l'action de l'éméto-cathartique et que les accidents, ainsi suspendus sans cause connue, auraient reparu, lors même qu'on aurait continué les purgatifs ? D'abord on n'a signalé nulle part dans les premiers jours de la fièvre typhoïde, ce temps d'arrêt, ou mieux cette disparition complète des accidents, et si cette intermittence était naturelle, elle se trouverait décrite ou indiquée dans les auteurs ; ensuite nous verrons tout à l'heure une série de faits dans lesquels ce mieux obtenu de la même manière a continué à subsister sous l'influence des purgatifs et dans lesquels la maladie a été ainsi complétement arrêtée dans sa marche.

Dans ces deux observations, la maladie a repris toute sa gravité première ; dans un autre cas que j'ai vu dans un hôpital de Paris, après un éméto-cathartique, il y eut un mieux analogue à celui que je viens de décrire ; les évacuants ne furent pas continués, le malade fut repris des mêmes symptômes, et leur gravité fut telle qu'il succomba dix jours après.

Dans la deuxième observation, on trouve une circonstance importante à noter, c'est le soulagement qui reparut pour la deuxième fois sous l'influence d'un vomitif après qu'on eut purgé le malade deux jours de suite sans succès. Je crois, en effet, que, dans des cas semblables, il ne faut pas négliger de revenir aux vomitifs, lorsque surtout, comme dans cette circonstance, il y a indication pressante.

Des faits de ce genre sont suffisants pour éclairer un esprit impartial et libre dans la question, et ils seront, je crois, hors de toute discussion quand je montrerai dans d'autres cas ce mieux subit produit par les évacuants et soutenu par la même médication, se changeant en une guérison véritable. Ce mode de guérison de la fièvre typhoïde est certainement le plus brillant de tous et je ne crois pas qu'aucun autre traitement ait jamais fourni des résultats semblables, ou du moins, je ne l'ai jamais vu dans les livres ni au lit du malade. J'aurai à les exposer en traitant des différentes formes que présente la guérison de la fièvre typhoïde sous l'influence des évacuants. Je vais rapporter seulement ici une observation qui se place mieux à côté de celles que je viens de rapporter par la rapidité exceptionnelle de la guérison dont l'époque se trouve correspondre parfaitement au moment d'arrêt que nous avons signalé dans les histoires de ces deux jeunes filles.

Obs. III.—Le 20 juin, l'heure à laquelle je fais habituellement la visite du soir étant passée, la sœur de service envoya chercher l'interne de garde pour voir deux des entrants du jour dont l'état grave lui inspirait quelque inquiétude. M. Neucourt diagnostiqua une fièvre typhoïde chez l'un d'eux, et prescrivit un éméto-cathartique. Quelques instants après j'arrivai, et je vis cet homme qui présentait tous les symptômes bien caractérisés d'une fièvre typhoïde.

Couché au n° 23 de la salle Saint-Jean, cet homme nommé Maller, âgé de 22 ans, maçon de son état, d'une forte constitution et jouissant ordinairement d'une bonne santé, me dit être à Paris depuis quatre mois, couchant avec cinq compagnons dans une chambre étroite et malsaine. Deux de ses compagnons sont gravement malades depuis quinze jours et sont restés dans la chambre, lui troisième dut être envoyé à l'hôpital.

Il est malade depuis huit jours, défaut d'appétit, amertume de la bouche, pas de vomissements, de la diarrhée, de la céphalalgie, des étourdissements, sentiment de courbature, épistaxis, tels sont les symptômes qu'il dit avoir éprouvés et qui l'ont obligé de s'aliter il y a trois jours. Depuis qu'il est couché, le mal n'a pas beaucoup augmenté, sauf qu'il a plus de fièvre et qu'il ne dort pas la nuit. La langue est sale, très-sèche, d'un rouge vif sur les bords; les gencives et les lèvres sont également sèches, non fuligineuses. Inappétence, soif peu vive. Ventre un peu ballonné, douloureux à la pression dans le flanc gauche, gargouillements considérables au même endroit, du dévoiement; un peu de toux sans expectoration, quelques râles sibilants épais; pas de matité; peau sèche, peu chaude; pouls 96-100, plein, dur; mal de tête violent, pas de sommeil; prostration; facies typhoïde, œil abattu, humide; pupille dilatée; coloration instantanée de la face quand il parle; narines un peu pulvérulentes. Deux taches lenticulaires dans le creux épigastrique. Il prend l'éméto-cathartique prescrit dans la soirée; cinq vomissements de bile pure, selles nombreuses pendant toute la soirée et une partie de la nuit.

Le lendemain 21 juin, à la visite, la figure du malade est animée, il se ressent de l'effet de la potion qu'il a prise, plus de céphalalgie, la langue à peine chargée est encore un peu rouge; un peu d'appétit; le ventre est plat; encore du gargouillement; cinq à six taches lenticulaires sur le ventre; pouls à 70. On lui prescrit une bouteille d'eau de Sedlitz et deux pots de limonade, la diète. Dans la journée sept selles de bile jaune-claire, causant un peu de cuisson à l'anus. Nuit parfaite.

Le 22 juin, surlendemain de son entrée, la guérison est complète, langue propre, rosée; appétit, plus de gargouillements, peau fraîche et humide; le malade a mouillé une chemise ce matin à cinq heures; les taches seules peuvent aujourd'hui laisser supposer que cet homme a présenté tous les symptômes d'une fièvre typhoïde, dont il ne se ressent, lui, que par un peu de faiblesse. Angélique vineuse, vin de Bordeaux, une portion.

Le 24 juin, à quatre heures, je retrouve ce malade avec un peu de fièvre et du dévoiement, et quelques signes d'embarras gastrique. Je suppose une indigestion parce que ses voisins me disent qu'il a beaucoup mangé. Je ne fais aucune prescription.

Le 25, les symptômes d'embarras intestinal ont augmenté depuis hier, dévoiement bilieux. M. de Larroque prescrit une bouteille d'eau de Sedlitz qui fait disparaître tous ces symptômes.

Le 26, guérison complète. Deux jours après le malade sort en parfait état.

Cette observation curieuse, et que je rapporte avec d'autant plus de confiance dans la certitude du diagnostic, qu'il a été porté par un autre que par moi, nous montre une des formes de guérison par les évacuants, mais c'est évidemment la plus rare, surtout à une époque si rapprochée du commencement de la médication. Dans les autres formes, si les changements ne sont pas aussi brusques, aussi saillants, ils n'en sont pas moins remarquables, et la guérison n'en est pas moins sûre. Après quelques jours de traitement, en effet, la maladie, bien caractérisée d'abord, ne présente plus les caractères et surtout la gravité ordinaires des fièvres typhoïdes, et, je le répète, quelque intenses qu'aient été les symptômes au début. Lorsque la maladie n'est point complétement enrayée, au bout de quelques jours elle est profondément modifiée dans sa forme, dans ses symptômes, dans sa durée, dans sa gravité, dans l'aspect du malade. C'est ainsi qu'on voit disparaître rapidement chez eux cet air de stupeur caractéristique ; le météorisme et le ballonnement du ventre, le délire et les autres accidents cérébraux, ne s'observent presque jamais après quelques jours du traitement. Il est entendu, du reste, que je ne parle que des maladies qui ont été prises à leur début ; les escarres gangréneuses n'ont pas été vues chez un seul des malades dont le traitement a été commencé avant le huitième jour ; trois, entrés après le quinzième jour, en eurent ; un seul, entré le dix-neuvième jour, en présenta également.

Ces modifications profondes qui entraînent toujours un si grand soulagement pour le malade, et permettent de porter presque à coup sûr un pronostic heureux, se présentent à l'observation sous les différentes formes que je vais passer en revue aussi rapidement que possible ; et enfin je terminerai en disant ce que peuvent les purgatifs dans les cas où la maladie, datant déjà de 12, 15 et 20 jours, a eu le temps d'empoisonner l'économie, d'altérer le sang qui stagne dans les organes et produit des congestions dont il est difficile d'attaquer la cause.

L'observation journalière montre dans la fièvre typhoïde deux phases ou périodes bien distinctes : la première, qu'on peut appeler période d'incubation ou de début, présente tous les symptômes d'un embarras gastro-intestinal ; si bien que de l'avis de presque tous les médecins, il est quelquefois fort difficile de distinguer une fièvre typhoïde au début, d'un embarras gastrique fébrile. Dans la deuxième, à ces premiers signes vient s'ajouter peu à peu un état général grave qui a permis à un grand nombre de praticiens célèbres de voir dans cette maladie une infection, un empoisonnement miasmatique ; et ce qui milite en faveur de ce rapprochement, ce sont les expériences de M. Scoutetten qui donnait la fièvre typhoïde à des chiens en les nourrissant avec des viandes corrompues et de l'eau pourrie, c'est la ressemblance de cette maladie avec celle qui suit le charbon, les piqûres anatomiques, etc., etc.

Sur ces deux états qui se suivent, l'action des évacuants doit être bien différente : nulle ou légère sur le second, toute puissante sur le premier. C'est en effet ce que montre l'observation, lorsque, par suite de la prolongation de la maladie, ou, par toute autre cause dépendant de l'idiosyncrasie du malade, l'effet vénéneux est produit ; lorsque le sang est altéré, que l'économie tout entière est énergiquement frappée, alors l'action des purgatifs, toute bonne qu'elle soit, n'est pas prompte et décisive ; mais elle est toujours le meilleur traitement à employer à cause de la persistance des symptômes qui caractérisent l'état primitif, et l'on voit peu à peu sous son influence la maladie s'amender et disparaître ; pourtant, ses effets, quoique appréciables, ne sont pas de nature à IMPOSER une croyance.

Si, au contraire, vous agissez sur le premier état, avant que le poison n'ait produit tous ses tristes effets, et si vous agissez avec énergie et persévérance, vous arrêtez immédiatement le mal, et vous convertissez une fièvre typhoïde en une maladie éphémère. *C'est la première forme.* Dans ces cas, l'intoxication a produit peu d'effets, et la légère faiblesse qui suit la chute de la fièvre disparaît en quelques jours par les toniques qui sont même quelquefois inutiles. Avant de rapporter des observations qui étonneront sans aucun doute ceux qui ne sont pas habitués à manier ce médicament, qu'il me soit permis de rappeler que ces faits étaient vulgaires dans le siècle passé et appréciés par tous les praticiens. Voici ce que je lis dans Sydenham que je choisis à dessein, parce qu'il ne peut être accusé de partialité en faveur des évacuants : « J'ai souvent été « surpris comment les malades en étaient si fort soulagés (vomitifs), car tous ces graves « symptômes, savoir : maux d'estomac, anxiété, agitation, profonds soupirs, noirceur « de la langue, etc., etc., etc.; ces symptômes, dis-je, qui tourmentaient les malades, « *effrayaient les assistants*, diminuaient *et disparaissaient ordinairement dès que le* « *vomissement était passé.* » Sydenham, Contin., feb., 1661, art. 34.

Grant, qui, dans son ouvrage, donne une histoire complète des fièvres bilieuses, putrides, malignes, qu'il regarde comme *des formes d'une même maladie*, dit, tome II, page 347, que cette maladie est arrêtée en quelques jours par des vomitifs et des purgatifs, et que sans leur emploi elle devient très-grave et dure au moins vingt jours. A la page 334, il fait cette remarque pleine de vérité, que dans la fièvre putride le premier vomitif fait disparaître presque tous les accidents graves, et que dans l'embarras gastrique simple, au contraire, il faut souvent recourir à un second vomitif.

Tissot nous dit aussi que dans l'épidémie de Lausanne il arrêta par cette médication la violence de la maladie avec une rapidité extrême ; que ceux des malades qui ne l'employaient pas voyaient leur mal se prolonger, s'aggraver et tombaient dans l'adynamie, etc., etc.

Je puis maintenant citer quelques-uns des faits observés dans le service de M. de Larroque.

OBS. IV.—Salle Saint-Jean, n° 22, est entré le 4 février, le nommé Baussard, âgé de 22 ans, garçon boulanger. Constitution vigoureuse, tempérament sanguin, ne se rappelle pas avoir été malade. A Paris depuis un mois ; depuis quatre jours il se sent, sans cause connue, fatigué, faible, sans appétit ; du dévoiement ; la courbature a augmenté, il s'y est joint des étourdissements, une violente céphalalgie accompagnée de bouffées de chaleur à la tête. Il est alité depuis deux jours ; il a saigné du nez hier deux fois dans la journée ; la nuit a été très-mauvaise, de l'agitation, un peu de délire.

Le 22 février au soir, face animée, rouge, les yeux injectés et brillants, pupilles dilatées, narines pulvérulentes ; dents, gencives fuligineuses ; langue très-sèche, couverte d'un enduit noir épais ; amertume de la bouche, de l'agitation qui remplace de l'abattement ; soif vive, flanc gauche douloureux et mat, gargouillements à gauche, ventre très-ballonné, une quinzaine de taches ; la rate paraît un peu hypertrophiée. Trois selles liquides ; dyspnée considérable, 40 inspirations par minute. Sonorité anormale de la poitrine, respiration forte mais sans râle, pouls à 130, dur, plein ; peau brûlante, un peu moite. Céphalalgie intense, battements insupportables aux deux tempes. L'intelligence est saine ; devant tous ces signes de pléthore et cette forme inflammatoire prononcée, j'hésitais avant de m'abstenir de la saignée.

Je prescrivis cependant la formule habituelle : tartre stibié, 10 centigrammes ; sulfate de soude, 15 grammes.

Le 23, la figure du malade est calme et décolorée, l'injection des yeux a disparu, la nuit a été tranquille, le pouls est tombé à 100, la respiration est normale, la céphalalgie, les battements artériels, l'agitation, le ballonnement du ventre ont presque complétement disparu. Le malade a vomi la valeur de deux litres de bile verte, les selles ont eu lieu toute la soirée et la première partie de la nuit, fétides et abondantes. Le ventre est encore un peu ballonné, gargouillements considérables, pupilles toujours dilatées, abattement général. Limonade, 2 pots ; une bouteille d'eau de Sedlitz, lavements sulf. de soude. Diète.

Le 24, la langue prend une teinte rosée, enduit blanchâtre au milieu, plus d'amertume à la bouche ; le malade demande à manger. Persistance des gargouillements et des taches, encore un peu de céphalalgie, grande faiblesse, pouls à 90, peau moite. Sedlitz ; limonade, 2 pots lavements sulf. de soude. Diète.

Le 25, le malade est très-bien, demande à manger avec instance, pour combattre la faiblesse, seul mal dont il se plaint avec un peu de céphalalgie. Il a eu encore six selles hier. Le pouls est toujours à 90. Limonade, Sedlitz, lavements sulf. de soude. Deux bouillons.

Le 26, trois selles seulement ; le malade est très-bien, toujours un peu de céphalalgie ; peau bonne, pouls à 70. Limonade, 2 bouillons, 2 potages.

Le 27, on commence l'emploi des toniques qui furent bien supportés, et l'on augmenta peu à peu la nourriture.

OBS. V. — Au n° 11 de la salle Saint-Jean, est couché le nommé Darmoin (Pierre), âgé de 18 ans, entré le 11 juillet. Ce jeune homme d'un tempérament un peu lymphatique, peu habitué cependant à être malade, ne toussant jamais, habite Paris depuis un an. Depuis deux mois il est malade et se plaint de céphalalgie légère, défaut d'appétit, amertume de la bouche, un peu de courbature, dévoiement avec coliques et épreintes, quelques selles sanguinolentes, pas de fièvre. Depuis cinq à six jours il y a de la fièvre, des maux de tête plus violents, grande faiblesse, palpitations, dyspnée, étourdissements qui forcent le malade de s'aliter.

Le 11 juillet, outre ces symptômes, je constatai un bruit de souffle énorme au cœur et dans les carotides. Un grand abattement ; il y avait du gargouillement, de la fièvre ; j'attribuai tous les symptômes précédents à la chloro-anhémie et je pensai que ce dévoiement, qui datait d'un mois, devait plutôt être arrêté qu'entretenu. Je ne prescrivis rien le soir.

Le lendemain matin 12 juillet, le malade étant dans le même état, M. de Larroque crut aussi devoir modérer le dévoiement ; il fit appliquer dix sangsues à l'anus, ordonna du riz sucré et un lavement laudanisé. Le soir le dévoiement avait été arrêté, mais la fièvre avait augmenté. Le lendemain, peu rassuré sur cette circonstance, avant de revoir le malade, je priai M. Moissenet, qui se trouvait ce jour à Necker, d'examiner le malade : il diagnostiqua une fièvre typhoïde entée sur une chloro-anhémie. Je retourne près du malade que je trouve en effet avec une fièvre typhoïde bien caractérisée, une vingtaine de taches lenticulaires avaient paru sur le ventre qui se trouvait un peu ballonné à cause de la cessation du dévoiement, gargouillements bruyants ; un épistaxis le matin, fièvre intense ; un éméto-cathartique, administré le 13 juillet, amena des selles de matières fécales en quantité ; le malade fut immédiatement soulagé ; on continua les purgatifs.

Le 18 juillet, cinq jours après, les accidents typhoïdes avaient complétement disparu ; on put alimenter le malade, il n'y eut plus qu'à combattre la chloro-anhémie par les toniques, etc., etc.

Le malade sortit vingt et un jours après, le 9 août.

OBS. VI.—Cette observation m'a été donnée par M. Guibout qui m'a remplacé pendant quelque temps dans le service.

Le 22 avril, fut couchée au n° 2 de la salle Sainte-Adélaïde, Grosny (Adélaïde), lingère, âgée de 14 ans, habitant Paris depuis treize ans. Cette jeune fille, malade depuis huit ou dix jours, présentait les phénomènes suivants : mal de tête si violent que l'on avait cru d'abord à une méningite, pupilles dilatées, langue sèche, couverte d'un enduit jaune-verdâtre ; bouche amère ; pas d'appétit ; ventre ballonné, parsemé de quelques taches lenticulaires, sensible à la pression dans les deux flancs où l'on entendait un gargouillement assez abondant.

Peau chaude, sèche; pouls faible et rapide, râle sibilant des deux côtés de la poitrine. État général caractéristique : surdité complète datant de l'invasion de la maladie ; il faut crier très-haut à l'oreille de la malade pour s'en faire entendre (éméto-cathartique) ; selles abondantes, mieux le lendemain ; 1 bouteille d'eau de Sedlitz ; lavement avec sulfate de soude, la surdité diminue et disparaît successivement à mesure que le ventre s'affaisse. Les purgatifs dont les doses décroissent chaque jour sont continués jusqu'au 28. Ce jour-là, six jours après l'entrée de la malade, on commence les toniques et les aliments solides. Elle sortit onze jours après le 9 mai.

Je pourrais rapporter encore l'observation d'une jeune femme entrée dernièrement dans notre salle dans un état très-grave, avec les dents, la langue et les lèvres noires ; du délire ; le ventre couvert de taches typhoïdes, une fièvre intense. Cette femme de 22 ans, nommée Cœlina Boileteau, couchée au nº 7 de la salle Sainte-Adélaïde, qui n'était alitée que depuis deux jours, fut guérie en quatre jours ; le sixième jour après son entrée, elle mangeait une portion. Elle resta douze jours à l'hôpital.

Celle du nº 32 de Saint-Jean, le nommé Gravier, âgé de 25 ans, qui est entré dans un état assez grave le 27 juillet. Il mangeait une portion le 3 août et sortit quinze jours après.

J'ajouterai seulement que sur les quatre-vingt-dix malades observés dans le service cette année, quarante-deux (près de la moitié) sont restés moins de vingt jours dans le service.

Dans ces observations on voit que la maladie a été enrayée, et que l'action du médicament, dans cette circonstance, a été prompte et décisive. L'affection, en effet, a complétement disparu, en trois, quatre ou six jours, sans laisser de symptômes consécutifs qui puissent indiquer de la part de la nature quelque effort éliminateur. Peut-on, à l'avance, d'après le nombre de jours de la maladie, dire qu'on sera assez heureux pour obtenir des succès semblables ? J'ai été trop souvent trompé dans mes présomptions pour croire qu'on puisse prédire cette forme de guérison ; il n'y a aucune induction positive à tirer, soit de la date de l'invasion, soit de la forme de la maladie ou de l'intensité des symptômes. Chez quelques individus, la maladie, datant d'un jour ou deux, a déjà eu le temps de se modifier profondément (1). Chez d'autres, au contraire, les symptômes primitifs datent de quinze ou vingt jours, restent stationnaires presque tout ce temps sans produire grand effet, et la maladie est enrayée en quelques jours par les évacuants. (Voir l'obs. IV.) Il est évident, toutefois, que, toutes choses égales d'ailleurs, la rapidité de la guérison est en rapport avec la date et la bénignité de la maladie.

De toutes les formes de la fièvre typhoïde, il y en a une cependant, celle dite inflammatoire, qui présente le plus souvent ce genre rapide de guérison. Chez les jeunes gens vigoureux, pléthoriques, à la figure colorée, qui ont les yeux injectés, du délire, de l'agitation la nuit, le pouls fréquent et plein, la maladie disparaît quelquefois comme par enchantement (2).

C'est certainement cette forme qui offre les succès les plus brillants et les plus satisfaisants, eu égard surtout à la gravité *apparente* des symptômes. Je dis *apparente*, parce que évidemment chez eux l'intoxication est peu prononcée ; le résultat du traitement

----

(1) On pourra en voir de nombreux exemples dans les observations que je rapporterai plus tard.

(2) Cette remarque se trouve aussi consignée dans la thèse inaugurale de M. Beau.

le prouve. Il est probable que, chez ces hommes vigoureux et pléthoriques, la résistance aux effets toxiques est plus grande, et que chez eux cet appareil fébrile extraordinaire, cet état de surexcitation générale est moins l'effet du poison que la réaction active d'une nature puissante contre une cause morbide qui la menace. Aussitôt que le malade est purgé, le calme renaît et tout rentre dans l'ordre le plus parfait. (Voir l'obs. III.) Aussi chez ces hommes, quand une fois l'intoxication a eu lieu elle est terrible, elle les jette dans la prostration la plus complète, et les expose aux dangers les plus sérieux. Chez des êtres moins robustes, les choses se passent tout différemment, la nature est plus vite vaincue, l'économie plus aisément atteinte ; et comme il a suffi d'un agent d'une force médiocre, les effets sont aussi en général moins graves, quoique persistant encore assez longtemps. Ce n'est qu'une hypothèse, une tentative d'explication à laquelle je tiens peu : ce qu'il y a de certain c'est qu'au début de la fièvre typhoïde, dite de forme inflammatoire, le succès peut souvent être prédit à l'avance ; et c'est une grande satisfaction qu'on éprouve, quand à un désordre si intense on voit succéder tout à coup une tranquillité pleine d'espérance qu'on a pu annoncer avec certitude devoir être le résultat du traitement. Saigner dans ce cas-là, telle est ma conviction bien profonde et bien sincère, c'est contrarier la nature, c'est tendre la main au principe morbide qui la menace et qu'elle repousse avec tant d'énergie ; c'est faciliter l'absorption des miasmes malfaiteurs ; et, en effet, vous voyez après les évacuations sanguines le délire augmenter, la prostration apparaître, et dessiner lentement à nos yeux tous les caractères les plus tranchés de l'infection. *Non enim putredinem tollere apta fuit, sed corpora inde magis potius debilitata et morbo superando facta imparia.* (Fred. Hoffman, op. omn., lib. II, pag. 82.)

Puisque nous avons adopté le mot d'intoxication, il va nous servir pour expliquer les formes suivantes. Dans la deuxième forme, la maladie, traitée énergiquement et à temps, n'est pas complétement enrayée ; elle perd toute gravité, mais elle est suivie d'un état qui dure plus ou moins longtemps, et qui n'offre plus aucun rapport avec les symptômes primitifs. La maladie n'est pas terminée, mais elle est totalement modifiée. On a arrêté l'infection assez à temps pour l'empêcher de produire tous ses effets habituels, mais pas assez tôt pour qu'elle n'ait eu le temps d'introduire dans l'organisme un principe septique, contre lequel le traitement est tout à fait impuissant, et qui produira des symptômes variables en rapport probable avec sa force, sa nature, etc., etc.

Dans cette forme deux variétés peuvent être décrites (1) ; la première variété et la plus commune est assez difficile à exprimer d'un seul mot, on ne peut que la comparer à une sorte d'ivresse légère, avec des signes de chloro-anhémie, dans laquelle le malade reste pendant une quinzaine de jours après que les premières évacuations ont fait disparaître tous les symptômes alarmants. Le malade a la peau un peu sèche, il se plaint d'étourdissements, de paresse, de bluettes devant les yeux, de faiblesse de vue, d'épistaxis, d'insomnie, de fourmillements aux extrémités ; les taches lenticulaires suivent leur phase habituelle ; le malade a de l'appétit, peu de soif. Les idées sont lentes ainsi que la parole. Le ventre est plat, indolore, quelquefois un peu de gargouillement et de diarrhée ; quelquefois il y a un léger mouvement fébrile, le plus souvent le pouls est plein et lent de 50 à 60 pulsations par minute. Il semble que dans quelques-uns de ces cas on n'ait pas tout à fait fini avec l'élément primitif de la maladie : car si, rassuré par ce calme, on suspend les purgatifs et qu'on donne au malade les toniques et

---

(1) Les symptômes habituels de cette maladie sont remplacés tantôt par un état que nous allons décrire, tantôt par une fièvre intermittente.

rop d'alimentation, immédiatement la fièvre reparaît, le ventre souffre et la guérison est retardée. Si, au contraire, comme le fait M. de Larroque, on continue les purgatifs pendant quelques jours tout en alimentant un peu le malade, on évite toute récidive et l'on peut commencer l'emploi des toniques qu'il faut surveiller avec une grande attention et qu'on doit même accompagner de temps en temps de l'administration d'un verre ou deux d'eau de Sedlitz. Sur nos 90 malades, 15 nous ont offert ces différents phénomènes pendant leur traitement. Voici quelques-unes de leurs observations qui feront mieux comprendre ce que je veux indiquer.

Obs. VII.—N° 30, salle Saint-Jean, le nommé Clédat (Pierre), chapelier, âgé de 16 ans, né à Limoges, habite Paris depuis un an; il s'y est toujours bien porté. D'une constitution peu forte, d'un tempérament un peu lymphatique. Ce garçon, qui couche seul dans une chambre saine, ne sait à quoi attribuer sa maladie; il traîne, dit-il, depuis dix jours, se plaignant de maux de tête, d'anhémie, de courbature, d'un peu de dévoiement, mais continuant son travail qui n'est pas très-fatigant. Il y a deux jours il s'est trouvé beaucoup plus malade, grande faiblesse, étourdissements, inappétence complète, de la fièvre; il s'alite, très-mauvaise nuit. Le lendemain il est encore moins bien, chaleur brûlante, fièvre, quatre épistaxis dans la journée; deux selles liquides; la nuit, de l'agitation, il parle tout haut, veut se lever; on le conduit le lendemain matin à l'hôpital.

Le 1er juin, figure triste et abattue, facies typhoïde, yeux un peu fermés, ternes; pupilles dilatées, narines très-pulvérulentes, prostration considérable; il répond à peine aux questions qui lui sont adressées; langue sèche et couverte d'un enduit jaune très-épais; bouche très-amère; quelques nausées ce matin, un peu de rougeur au voile du palais; douleur à la gorge. Ventre modérément ballonné, gargouillements énormes dans la fosse iliaque gauche avec douleur appréciable seulement à la pression. A droite un peu de gargouillements, matité des deux côtés. Le ventre est couvert de taches lenticulaires; toux sèche, râles sibilants, rares dans la poitrine. Sonorité normale partout; rien au cœur, pouls assez plein, très-fréquent, 120-124; peau brûlante, sèche; céphalalgie intense; encore une hémorragie nasale ce matin. M. de Larroque prescrivit ce jour-là trois pots de groseille, une potion avec 30 grammes de sirop d'ipécacuanha et 25 centigrammes d'émétine impure; lavements avec 15 grammes de sulfate de soude. Diète.

Le lendemain et les jours suivants, les purgatifs furent continués, la maladie perdit tout de suite tout caractère de gravité, et quatre jours après voici quel était l'état du malade.

Le 4 juin, le malade est gai et demande à manger, la langue est propre et sans rougeur; la bouche est cependant un peu amère. Le ventre est plat et même un peu en bateau, pas de gargouillements, il a eu cinq garde-robes liquides dans la journée d'hier et cette nuit. Les taches lenticulaires, plus pâles, ne sont appréciables aujourd'hui que parce qu'on les a vues les jours précédents. Toux grasse sans grande dyspnée, râles muqueux à grosses bulles dans toute la poitrine, sonorité normale; les crachats fluides, peu visqueux, un peu purulents, sont ceux de la fin d'une bronchite ordinaire; pouls plein, large; bruits du cœur retentissants; le premier de ces deux bruits est accompagné d'un souffle léger. A droite et à gauche un souffle contenu dans les carotides, peau sèche, un peu chaude; pas de sommeil, pas de céphalalgie, engourdissements dans les membres inférieurs, étourdissements continuels, bourdonnements dans les oreilles, grande faiblesse de la vue; le facies n'a rien de typhoïde, les pupilles ne sont point dilatées; la muqueuse de la bouche un peu pâle a son humidité habituelle. On continue les purgatifs et la limonade.

Le 6, deux jours après, les selles étaient presque nulles, la peau plus fraîche. M. de Larroque prescrit les toniques. Limonade vineuse, vin de Bordeaux. Potages.

Le 8, la peau est sèche et chaude, pas d'accélération du pouls, mais le gargouillement et les selles ont reparu. On est obligé de renoncer aux toniques et d'administrer de nouveau des purgatifs.

Le 9, calme parfait du côté du ventre et de la circulation. Il n'existe absolument que les signes de chloro-anhémie ; les idées sont encore lentes ; le malade chancelle en marchant, bégaye en parlant, s'irrite facilement. Limonade, 2 pots.

Le 10, on administre de nouveau les toniques.

Le 11, nouveaux accidents gastriques, de la diarrhée, sécheresse et chaleur de la peau, céphalalgie, pas de fièvre ; gargouillements qui obligent de reprendre les purgatifs et de les continuer pendant trois jours.

Le 14, on revient aux toniques qui sont alors supportés très-bien par le malade ainsi que la nourriture qu'on augmente peu à peu. Sous leur influence l'état du malade s'est rapidement amélioré.

Le 20, le sommeil est bon, la vue est excellente, les étourdissements ont disparu ainsi que la plupart des autres symptômes.

Le 24, il n'y avait plus de souffle, le malade ne ressent plus qu'un peu de faiblesse ; les digestions sont excellentes.

Le 27, le malade sort dans un état parfait.

Cette observation est remarquable : 1º par la réapparition subite des accidents gastriques toutes les fois qu'on prescrivit des toniques qui paraissaient si impérieusement exigés par l'état de faiblesse ; 2º par la rapidité avec laquelle tous ces symptômes d'altération générale ont disparu, sitôt qu'a cessé cette cause secrète qui ramenait une partie des accidents typhoides toutes les fois qu'on cessait l'administration des évacuants ; 3º enfin par le peu de ressemblance qu'avaient avec la fièvre typhoïde les symptômes observés pendant la médication, le 5 ou le 6, par exemple, époque à laquelle on ne pouvait diagnostiquer qu'une bronchite avec chloro-anhémie.

Obs. VIII.—Au nº 9 de la salle Saint-Jean, le nommé Sevain, âgé de 23 ans, d'une forte constitution, d'un tempérament un peu sanguin, est entré à l'hôpital le 20 juin à trois heures du soir. Ce malade, maçon de son état, est alité chez lui depuis cinq jours ; une grande fatigue, de l'inappétence, de l'amertume à la bouche, du dévoiement, tels sont les accidents qu'il a éprouvés depuis une dizaine de jours, mais assez légers pour lui permettre de continuer son travail. Des frissons, de la fièvre sont bientôt venus se joindre aux premiers symptômes, des étourdissements continuels et une violente céphalalgie, de l'agitation pendant la nuit ; insomnie. Aucun traitement.

Le 20, jour de son entrée : abattement profond, démoralisation ; le malade répond avec répugnance aux questions, il se croit perdu. Les pupilles sont très-dilatées, les yeux tristes ; céphalalgie intense, bouche très-amère, pas de nausées, inappétence ; la langue, les lèvres et les gencives sont couvertes d'une croûte noire très-épaisse ; douleurs à l'estomac ; cinq ou six taches lenticulaires sur le ventre qui est extrêmement ballonné. Gargouillements considérables et un peu de douleur à droite seulement, qu'augmente la pression ; de la matité profonde dans les deux fosses iliaques ; sonorité exagérée sur les autres points de l'abdomen. Pas de râle dans la poitrine, pas de toux ; la fièvre est intense, peau très-chaude et très-sèche, à 130 pulsations. Le malade dit que la fièvre n'est pas continue et qu'il est mieux vers midi, une heure. Pas de souffle au cœur ni dans les carotides. Un éméto-cathartique.

Le lendemain, mieux sensible ; le malade a eu des selles très-copieuses de matières fécales et bilieuses pendant toute la soirée ; huit vomissements ; la nuit a été bonne ; le pouls est à 90 ; le ventre est tombé ; il y a encore du gargouillement ; céphalalgie, pupilles à peine dilatées. Le visage est bon ; le malade se sent bien soulagé et a repris courage. Trois pots de limonade, une bouteille d'eau de Sedlitz, lavements avec sulfate de soude, 15 grammes, pour le soir. Diète.

Le 22 juin, le malade se plaint toujours de céphalalgie, la peau est chaude ; léger mouvement fébrile ; pas de gargouillements ; bluettes devant les yeux ; étourdissements, bourdonnements dans les oreilles ; un peu de surdité. Le malade a de l'appétit ; il a voulu se lever, mais il ne peut se tenir sur ses jambes ; il est hébété, comprend très-difficilement ; les idées sont lentes; pas de sommeil; il a des douleurs dans les articulations des genoux et reste dans cet état qu'on ne peut comparer qu'à une sorte d'ivresse pendant quinze jours. Pendant ce temps on a voulu deux fois essayer les toniques.

Le 26 juin et le 1er juillet, il a reparu des accidents fébriles plus intenses, une diarrhée abondante qui ont forcé d'y renoncer.

Au bout de ce temps, le 5 juillet, on a pu sans danger, après une sueur copieuse, commencer l'administration du quinquina qui fut continuée sans danger.

Le 15 juillet, le sommeil était revenu, les bluettes, les étourdissements avaient disparu, l'intelligence avait repris toute son activité; il ne restait plus que de la faiblesse qui disparut avec une alimentation suffisante et les vins généreux.

Evidemment dans cette observation, le 23 juin, trois jours après l'entrée de ce malade, la gravité des symptômes avait complétement disparu ; il ne restait plus qu'une sorte d'engourdissement intellectuel et physique, très-difficile à combattre comme on l'a vu dans ces deux cas, parce que le seul traitement qu'on puisse employer dans cette vue ramène les accidents primitifs et commande une nouvelle énergie dans l'administration des purgatifs.

Ces accidents typhoïdes, qui reparaissent ainsi quand on a changé le traitement et qui se dissipent rapidement avec une ou deux bouteilles d'eau de Sedlitz, inspirent au médecin qui use de cette méthode de traitement une confiance extrême dans sa puissance et font bien voir jusqu'à quel point elle est sûre et efficace.

Quelquefois, mais plus rarement, cette espèce d'ivresse et d'engourdissement général subsiste seule. L'influence inconnue, qui détermine la sécrétion de toutes ces matières qu'il importe tant d'expulser, a tout à fait disparu. Les toniques sont alors employés sans danger et le malade recouvre bien vite son énergie habituelle.

Dans la deuxième variété, la fièvre, de continue qu'elle était, devient intermittente, et chaque accès est le plus souvent formé par les trois stades qui caractérisent la fièvre paludéenne. Cette substitution coïncide quelquefois avec une hypertrophie de la rate, d'autres fois cette altération organique ne m'a pas paru sensible.

Comme dans le cas précédent, il faut admettre deux états bien différents qu'il importe de distinguer pour le succès du traitement : dans le premier, après les premiers évacuants, l'élément typhoïde disparaît complétement, et fait place à une fièvre intermittente simple, quotidienne le plus souvent, qu'il suffit de combattre par les moyens habituels pour amener rapidement la guérison. Dans le deuxième, l'élément typhoïde primitif, ou, si l'on me permet l'expression des pères de la médecine, l'état saburral des premières voies subsiste encore, ou bien, pour me servir du langage clinique, il y a toujours tendance à la reproduction du gargouillement, la langue redevient sale, le ventre est quelquefois douloureux, il y a du dévoiement, et en même temps, dans ces cas, les accès de fièvre intermittente sont bien marqués ; la médication est alors loin d'être facile. En effet, si on traite le canal intestinal, on voit bientôt disparaître tous les symptômes typhoïdes; mais sitôt qu'on attaque la fièvre intermittente par le quinquina, ils se reproduisent avec intensité et empêchent la continuation de ce remède. Cette lutte peut durer assez longtemps et épuiser le malade. La première indication est de continuer les purgatifs, et ensuite, comme je l'ai vu faire plusieurs fois avec succès par M. de Larroque, il faut employer *le citrate de quinine* en frictions. On évite ainsi l'action du quinquina sur le tube intestinal et en même temps on agit avec les purgatifs.

Je rapporterai seulement une observation qui fera voir comment les choses se passent habituellement et qui montrera combien il faut d'attention pour diriger le traitement dans cette circonstance.

Obs. IX. — Au n° 11 de la salle Sainte-Adélaïde est entrée le 6 juillet la nommée Eugénée Fleurus, âgée de 18 ans, d'une forte constitution, née à Pontoise, habitant Paris depuis trois ans et n'ayant jamais eu de fièvres intermittentes. Cette fille est mal réglée depuis six mois; depuis cette époque elle a toujours été un peu souffrante, et a présenté tous les signes de la chlorose. Depuis cinq jours, après des fatigues physiques, elle a été obligée de s'aliter, et aux premiers symptômes qui augmentèrent alors beaucoup, céphalalgie, étourdissements, courbatures, etc., etc., sont venus se joindre ceux de la fièvre typhoïde : amertume de la bouche, inappétence, dévoiement, épistaxis, de la toux, de la dyspnée.

Le 6 juillet, outre les signes physiques de la chlorose, je trouve la langue couverte d'un enduit noirâtre, les lèvres et les dents fuligineuses, haleine fétide, ventre très-ballonné; pas de taches, gargouillements, à droite et à gauche ; toux sèche, râles sibilants, peau chaude et sèche ; pouls plein, dur, à 100 pulsations ; intelligence saine et assez vive, rêvasseries la nuit ; grande prostration, facies abattu, pupilles dilatées, yeux voilés, humides, narines non pulvérulentes. Prescription du traitement habituel qui fut suivi d'un prompt soulagement.

Le 7, une dizaine de taches lenticulaires sur le ventre.

Le 10, il n'y avait plus aucun signe de fièvre typhoïde, la peau était bonne, le pouls à 50 pulsations, pas de gargouillements (il y a toujours un peu de bronchite capillaire). On donne un peu de potage et de la gomme sucrée.

Le 10, le 11 et le 12, à deux heures, frisson intense qui a duré une heure, une heure et demie, suivi de chaleur et de sueurs. Pendant ces trois jours aucun autre accident ne se manifesta. La rate ni le foie n'étaient hypertrophiés. Le matin la malade était toujours très-bien. On ne changea rien au traitement, à cause de la bronchite.

Le 13, on prescrit du sulfate de quinine.

Le 14, la fièvre a continué depuis hier soir ; gargouillements dans la fosse iliaque droite ; le pouls est à 95 ; peau brûlante ; céphalalgie ; lim., eau de Sedlitz, diète.

Le 15, même état, même prescription.

Le 16, bien complet le matin. Lim. Potages. La fièvre se régla de nouveau et reparut tous les soirs à quatre heures.

Le 20, on administre de nouveau le sulfate de quinine qui reproduit encore les mêmes accidents et à un degré plus fort. Les purgatifs furent continués trois jours pour les faire disparaître. La fièvre se régla encore une fois, mais sans frisson, à une heure, et durait jusqu'au soir.

M. de Larroque fit faire des frictions avec le citrate de quinine ; le ventre fut tenu libre avec un verre ou deux d'eau de Sedlitz. La malade mangeait une portion.

Le 27, la fièvre qui diminuait tous les jours avait complétement disparu pour ne plus revenir.

Cette observation, que nous ne croyons pas sans intérêt sous le point de vue thérapeutique, se rapproche beaucoup de celle des six autres malades chez lesquels la fièvre typhoïde s'est aussi métamorphosée en fièvre intermittente.

Dans la troisième forme, enfin, les malades conservent jusqu'à la fin les symptômes ordinaires de la fièvre typhoïde qui n'est plus modifiée que dans la gravité et la durée, et non point dans la forme ; sauf quelques symptômes qu'on ne retrouve presque jamais, comme je le disais en commençant, chez les malades traités par les évacuants, c'est-à-dire les escarres, le délire, le ballonnement du ventre, etc.; chez ces malades, la fièvre, les gargouillements, la sécheresse et la saleté de la langue, les rêvasseries la nuit, la dilatation des pupilles, l'inappétence, persistent plus ou moins longtemps, mais diminuent sous l'influence des évacuations quotidiennes, et disparaissent au bout de dix, douze, quinze jours au plus ; quelques-unes de ces fièvres se prolongent un peu, mais c'est la très-rare exception : sept seulement ont dépassé ce terme. Il est tout à fait inutile de citer des observations de ce genre, puisque dans ce cas les purgatifs changent une fièvre typhoïde, quelque grave qu'elle soit, en une fièvre typhoïde bénigne dont tout le monde connaît la forme et la marche.

Nous pouvons donc résumer en ces termes les différentes formes de guérison que présente le traitement de la fièvre typhoïde par les évacuants.

Première forme: disparition complète et rapide (en quatre, cinq ou six jours) de tous les symptômes typhoïdes qui ne laissent après eux que de la faiblesse dont les toniques et l'alimentation font justice.

Deuxième forme: après la disparition des symptômes primitifs, le malade se trouve dans un état spécial qui prouve qu'il est encore sous l'influence du poison typhique, *hujus atrocissimæ belluæ venenum,* selon l'énergique expression de Forestus, état qui ne ressemble plus aux accidents ordinaires de la maladie et qui est caractérisé tantôt par un engourdissement général qui agit à la fois sur les organes des sens et de la locomotion et sur l'intelligence, une sorte d'ivresse, tantôt par une fièvre intermittente bien dessinée. Dans ces deux variétés, il peut arriver que les accidents nouveaux soient combattus hardiment par les remèdes qui conviennent. D'autres fois, par suite d'une influence qu'on ne peut deviner à l'avance, ces remèdes font reparaître une partie des accidents primitifs et ne peuvent être continués sans de grandes précautions.

Troisième forme: les symptômes de la fièvre typhoïde ne disparaissent pas brusquement, ils persistent mais moins graves et diminuent peu à peu sous l'influence des évacuations.

Tout ce que nous avons dit jusqu'à présent sur le traitement de la fièvre typhoïde à son début indique suffisamment quelle est la marche à suivre quand la maladie sera ancienne et que le malade n'aura fait aucun traitement. L'indication sera la même toujours : déterminer des évacuations ; seulement il est facile de prévoir que le succès est moins sûr d'abord, parce que le mal a eu le temps de produire tous ces fâcheux effets et que le plus souvent le purgatif reste sans action sur le canal intestinal, au milieu de cet amas de matières infectes et putrides dont la muqueuse est imprégnée. Les selles n'arrivent pas, et les symptômes persistent avec toute leur sinistre gravité. Si, au contraire, on parvient à obtenir l'expulsion de selles nombreuses et répétées, le calme renaîtra peu à peu ; la maladie s'amendera et l'on pourra espérer une guérison si les forces du malade n'ont pas été épuisées. Toutes les guérisons de cette espèce rentrent dans la troisième forme, c'est-à-dire que la guérison sera lente et insensible, et il faudra persister quelquefois longtemps dans l'administration des purgatifs avant d'en obtenir l'effet.

Voici une observation prise par **M. Guibout.**

Obs. X. — Louis-Théophile Pelletier, âgé de 18 ans, marchand de vins, fut apporté au n° 15 de la salle Saint-Jean.

Son inspection seule annonçait au plus haut point de quelle maladie il était atteint : décubitus dorsal, prostration, yeux fixes, stupides ; pupilles dilatées, épistaxis, lèvres et dent fuligineuses, ventre développé, taches nombreuses, gargouillement dans les deux flancs, peau sèches et rude, trois *escarres* au sacrum, pouls rapide, flasque ; réponses inintelligibles. Les jours suivants, délire, la nuit surtout ; on est obligé d'attacher le malade ; abolition complète de l'intelligence, stupeur extrême. On ne sait pas depuis combien de temps il est malade. Le traitement habituel est employé ; le malade prend un jour jusqu'à deux bouteilles d'eau de Sedlitz. Vésicatoires à la nuque.

Le 24, un peu de mieux, le pouls se tient toujours à 100 pulsations.

Le 4 mai, *après des selles aboudantes et infectes,* le ventre est aplati, mais la somnolence est continuelle, plus de fièvre. Potion antispasmodique avec tilleul et musc, toniques les jours suivants. Le malade guérit parfaitement après la cicatrisation progressive de ses escarres.

Pour être complet autant que possible et ne négliger aucun moyen d'éclairer la religion des autres praticiens, je vais donner en quelques mots le relevé des fièvres typhoïdes trai- tées pendant ces huit mois dans le service ; et d'abord, pour qu'on ne m'accuse pas de confondre les fièvres typhoïdes avec les embarras gastriques, j'ai commencé par faire le relevé de ces derniers, j'en ai compté 54 fébriles ou non fébriles, et les médecins qui ne reconnaissent pas l'embarras gastrique auraient eu grand'peine à les classer ailleurs que parmi les fièvres typhoïdes.

A côté de ce chiffre nous avons 98 fièvres typhoïdes : **22** femmes et **76** hommes ; la salle des femmes ne contient que **20** lits, celle des hommes **56**.

Le résultat que je vais exposer, quelque brillant qu'il paraisse, est, je crois, au-dessous de la vérité à cause de la rigueur extrême avec laquelle je l'ai établi. Ainsi, je ne compte parmi les entrants du mois d'août que ceux qui étaient sortis à la fin du mois, et il y en a encore une dizaine en pleine convalescence ; cependant je compte un décès que nous avons eu à la fin du même mois. J'ai été très-sévère pour admettre les fièvres typhoïdes ; aussi se trouve-t-il dans la catégorie des embarras gastriques ou fièvres bilieuses plu- sieurs individus qui sont restés à l'hôpital 20 ou 30 jours, et mon relevé est moins satis- faisant de 1/5 que les relevés du service pendant les années précédentes ; mais c'est une chose peu importante, et nous aurions eu un décès de plus que je n'en serais pas moins édifié sur la valeur de la médication évacuante.

La moyenne du séjour de ces malades est de **25** jours, chiffre insignifiant qui n'ap- prend rien, sauf une erreur. C'est que la sortie de fort peu de malades se rapproche de cette moyenne, et par un singulier hasard un seul est resté **25** jours. En étudiant au contraire les chiffres bruts, on voit qu'ils sont conformes à l'observation : sur 98 mala- des, **42** sont sortis avant le 20e jour ; **24** sont sortis du 20e au 30e jour, **11** seulement sont restés plus de 40 jours, les autres sont partis du 30e au 40e jour. Cette manière de compter prouve que la moyenne, **25**, ne représente pas exactement les faits. On voit, au contraire, ce qui est conforme à notre observation au lit du malade, qu'une grande partie des malades est sortie guérie au bout de **15** ou **18** jours ; que ceux, au contraire, qui, plus violemment malades, ont passé cette première période, restaient un temps beaucoup plus considérable. Cette erreur de la statistique se conçoit du reste aisément en songeant qu'il suffit qu'un ou deux malades, pour une cause quelconque, restent 3 ou 4 mois à l'hôpital pour faire grossir considérablement le chiffre de la moyenne qui n'est plus l'expression de ce qu'on a observé. Voici un exemple frappant : 20 malades restent 20 jours à l'hôpital, la moyenne vous donne 20 jours, rien de mieux. Mais, sur 20 malades, 5 restent 40 jours, 14 restent 14 jours et un reste 4 jours : quelle est la moyenne du séjour ? Encore 20. Peut-on regarder comme semblables les 2 résultats si différents qu'exprime ce même chiffre 20 ?

Je n'ai rien à dire sur la distribution de ces **90** malades entre les huit mois dont nous nous occupons, si ce n'est que pendant les mois d'avril et de mai il y a eu, comme on sait, une épidémie assez grave, et nous avons reçu dans cet espace de temps 41 malades ; les autres mois n'en présentent pas plus de 9 ou 12 chacun. Sur ces 41 ma- lades, qui ont été assez gravement atteints, puisque sur ce nombre 14 sont restés plus de 20 jours et 12 plus de 30, nous n'avons eu qu'un décès à enregistrer.

Sur le nombre total des malades, 98, nous avons eu 7 décès, c'est-à-dire 1 mort pour 14 guérisons. Ces malades sont morts les premiers jours de leur entrée, un seul est mort au bout de 26 jours. Cet homme mangeait une portion depuis 4 jours lorsqu'il retomba malade.

Le deuxième est mort 7 jours après son entrée avec une hémorragie intestinale, cir- constance qui repousse l'emploi des évacuants ; il était malade depuis 10 jours quand il est entré.

Le troisième est arrivé avec tous les signes du choléra, il a été emporté en deux jours ; je n'ai pas su depuis combien de jours il était malade. A l'autopsie nous avons trouvé des plaques de Peyer ulcérées.

Le quatrième, un homme au 17e jour de la maladie, qui est arrivé à la dernière extrémité et qui est mort le lendemain de son entrée.

Le cinquième, une paysanne qui est arrivée sans connaissance et sur laquelle on n'a eu aucun renseignement. Nous n'avons pu obtenir de garde-robes. Elle est morte au bout de trois jours.

Le sixième, mort pendant mon absence.

Le septième est une jeune fille arrivée au huitième jour de la maladie et dont l'histoire mérite d'être rapportée en abrégé, elle montrera une forme rare dans la fièvre typhoïde et fera voir dans quelles circonstances les évacuants peuvent ne pas guérir.

Obs. XI. — La nommée Elisa M..., âgée de 19 ans, fut conduite à Necker le 13 août et couchée salle Sainte-Adélaïde, no 12. Huit jours auparavant, cette jeune fille avait beaucoup dansé dans un bal. En revenant le soir elle eut froid, elle se coucha avec du frisson. Dès le lendemain elle parut gravement malade, cependant elle ne fit aucun traitement et ne se releva pas. L'état s'aggravait, M. Deville, interne à la Charité, fut appelé près d'elle et me l'envoya.

Lors de son entrée le facies typhoïde n'était pas très-prononcé, et la prostration peu considérable ; cependant il y a un peu de stupeur, les pupilles sont un peu dilatées (extrémités des mains froides), la bouche amère, inappétence, soif peu vive. Ventre très-ballonné, pas de taches typhoïdes, intelligence nette, un peu de moiteur. 10 centigrammes de tartre stibié et 15 grammes de sulfate de soude. Le soir à neuf heures, sueur générale abondante, extrémités glacées et d'un rouge vineux, grande faiblesse, agitation des mains et de la tête, pupilles contractées, délire, réponses incohérentes, ventre tendu et ballonné, pas de selles ni vomissements, pouls filiforme. Lavement sulfate de soude et séné, deux selles abondantes : du mieux pendant la nuit, pas de délire, un peu d'agitation, extrémités glacées.

Le 14, même état, le ventre est moins ballonné. Un looch avec calomel, lavements purgatifs, pas de selles. Le soir, le ventre très-ballonné, délire tranquille, sueurs froides. Potion avec la teinture de musc. Peu de délire, agitation, sueurs froides toute la nuit.

Le 15, un peu de délire, pouls très-faible. Eau de Sedlitz. Pas de selles ; le soir, perte de connaissance, délire, pouls insensible, dyspnée, râle sibilant. Morte à deux heures et demie.

A l'autopsie nous avons trouvé les méninges gorgées de sang, le cerveau injecté et d'une consistance très-remarquable ; engouement des lobes inférieurs des deux poumons. Un peu d'emphysème, rate un peu hypertrophiée, injection de la muqueuse gastrique formant de grandes bandes rouges. Au dernier tiers de l'intestin, plaques gaufrées très-nombreuses dans l'espace de 20 centimètres, la muqueuse est rouge par imbibition, sept ou huit ulcérations à la fin de l'intestin qui ne présente rien de remarquable ; dans le cœcum une dizaine d'ulcérations à base indurée, faisant une saillie considérable et présentant tout à fait l'image d'un cône tronqué. La sommité de ces énormes bourbillons, ulcérés en godet, contient de la bile jaune. Dans le colon, de larges et nombreuses ulcérations boursouflées, le rectum était aussi parsemé d'ulcérations de toute grandeur, mais plates et taillées comme par un emporte-pièce. La matière contenue dans les intestins était du sang, de la bile, peu de matières fécales ; la muqueuse n'était pas très-ramollie ; les ganglions mésentériques étaient, les plus volumineux, de la grosseur d'une noisette.

Pour ne parler que de ce qui a trait à mon sujet, le traitement de la fièvre typhoïde, on voit, que, dans cette circonstance, si les évacuants ont été administrés sans succès, c'est qu'ils l'ont été aussi sans effets, et les revers comme les succès concourent à la preuve de cette proposition qui, je crois, domine toute l'histoire de la fièvre typhoïde : que les malades ne guérissent que par des évacuations, dont l'absence ou le retard fait le plus souvent toute la gravité de l'affection. Le médecin ne doit donc s'abstenir de provoquer cette élimination bienfaisante que lorsque des complications fâcheuses, telles que l'hémorragie intestinale, un flux diarrhéique cholériforme, viennent en interdire absolument l'usage, et si l'on excepte ces circonstances malheureuses, tout à fait au-dessus des ressources de notre art, on peut regarder la fièvre typhoïde, prise à temps et traitée par les évacuants, comme une maladie peu grave. C'est la conviction profonde que j'ai de la valeur de cette médication héroïque qui m'a décidé à publier cet article d'autant plus utile, qu'aujourd'hui on commence à reconnaître la supériorité de ce traitement, et que beaucoup de jeunes médecins disent n'avoir qu'à s'en louer. Cependant ils ignorent ou négligent l'emploi du moyen qui donne souvent les succès les plus beaux et les plus prompts, et qui toujours favorise l'effet des purgatifs les jours suivants, je veux parler du vomitif donné le premier jour et dont les effets sont suffisamment démontrés par les observations que j'ai citées dans ce travail.

Je le répète en terminant, il n'y a pas de médication qui produise des effets plus remarquables sur le malade et qui donne plus de satisfaction au médecin. Ajoutons aussi que son emploi est très-facile : le malade se prête d'autant mieux à ce traitement qu'il est en harmonie avec l'opinion qui règne dans le monde sur l'innocuité des purgatifs et sur la nécessité de *tenir le ventre libre, de chasser les humeurs*. Quant au dégoût du malade, on l'évite en donnant d'abord l'eau de Sedlitz, puis après de la crème de tartre dans de la limonade sucrée, et enfin du calomel dans une potion gommeuse. On n'a donc ni frayeur à calmer, ni préjugés à combattre, ni répugnance à vaincre, et je puis ajouter, ni revers à redouter.

Je ne demande pas qu'on partage ma conviction, je n'ose l'espérer ; je désire seulement qu'on essaye cette médication, mais convenablement, et telle qu'elle doit être employée ; qu'on tente, non pas un remède nouveau et hardi capable d'éveiller la crainte de l'honnête homme, mais qu'on revienne à une méthode de traitement pleine de sagesse, basée sur l'observation de la nature, consacrée par l'expérience des médecins de tous les siècles et qu'un moment d'erreur a seul fait repousser.

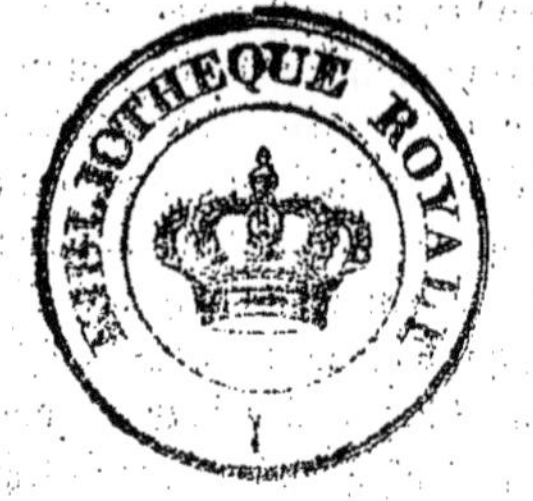

www.ingramcontent.com/pod-product-compliance
Ingram Content Group UK Ltd.
Pitfield, Milton Keynes, MK11 3LW, UK
UKHW021638130726
13696UKWH00005B/2264